# TRAITÉ
## DE LA
## CONNOISSANCE
## DES PERSONNES
## POUMONIQUES,
## *ET DE L'USAGE*
## DU REMEDE SPECIFIQUE

*Du Sieur* C. D'ALBIAC,

Pour leur parfaite guérison.

*Et se distribuë chez l'Auteur, logé en la Ville de*



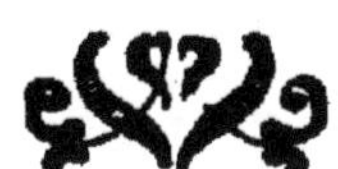

*A ROUEN,*

Chez JEAN-BAPTISTE BESONGNE le Fils, Imprimeur ordinaire du Roy.

M. DCC. XIX.

*AVEC PERMISSION.*

# MOTIFS

## *QUI M'ONT PORTE' à rechercher uniquement la guérison de cette seule infirmité.*

RIEN n'étant plus digne du desir de l'homme, que d'aquerir ce qui est rare & inconnu, & sur tout lors qu'il est d'une grande utilité ; j'ai consideré qu'il ne restoit rien pour le salut du corps, qui le fût davantage, que la parfaite connoissance du Remede salutaire aux Perſonnes poumoniques, aïant été juſqu'ici inconnu : mais ſi en toutes les autres choſes, on reſſent qu'il eſt ſi fort du naturel de ſe roidir par la perſeverance dans le travail, à la pourſuite contre les choſes les plus dificiles; & les ambitionner paſſionnément; on ſe trouve en même tems en ce cas-ci extrêmement émû à pitié, par un véritable ſentiment de compaſſion, comme s'intéreſſant tout-à-fait, voïant périr tant de gens de ces infirmitez, faute de connoître le véritable Remede; & la perte en eſt d'autant plus à conſiderer, que l'on voit la principale partie être des Perſonnes de qualité, ou Gens qui ſont venus dans les bonnes fortunes, & ainſi en ont pris le genre de vie, parce que la nature ſe trouve en eux plus foible ; parce qu'ils ſont pour la plûpart engendrez par des complexions foibles, ou bien d'une ſemence, qui n'étant pas aſſez cuite, après que ſa quantité a été fournie au lieu de ſon dépôt, ne produit qu'une perſonne foible de complexion, ou infirme le plus ſouvent ; & ce qui arrive encore de plus ordinaire, eſt de ne pouvoir être aucunement propres à la conception : Mais outre ces défaillemens de nature, cauſez par la premiere matiere qui a formé ces ſortes de Perſonnes vivant dans l'état de grandeur ou de fortune, elles ſe débauchent & ſe dépravent le temperament, en vivant comme par artifice, delaiſſant les bonnes choſes pour ſe nourir des moins nutritives, ou du moins les entremêlent enſemble, mais encore uſant de beaucoup, qui ſont comme dévorantes, par tant de boiſſons & de liqueurs, & pouſſant à l'excès tout ce qu'ils apellent plaiſir ou action, & paſſe-tems du grand monde; c'eſt pourquoi leur nature devient très-pequante & vicieuſe, par leur genre de vivre. Ainſi, voilà quels ſont les puiſſans motifs par leſquels je me ſuis ſenti pouſſé, par une inclination naturelle, & comme par un mouvement preſſant & interieur à ſecourir de tels infirmes ; & ſans cela , je ne ſerois jamais parvenu à faire une ſi grande découverte, parce qu'elle demande une étude toute particuliere ; ce qui fait, qu'après avoir aquis beaucoup d'experience dans les infirmitez du corps humain, en m'adonnant au ſervice des Malades, dans les Hôpitaux & autres endroits, depuis plus de vingt-cinq ans , tant en France qu'en Italie, ſur tout dans la Ville de Rome, & par mon étroite communication avec les fameux Médecins & Profeſſeurs Roïaux en l'Univerſité de Toulouſe, Duffor, Baylé & la Borde , je me ſuis apliqué plus curieuſement en celle-là qu'en toutes les autres ; & j'oſe dire, que mon Remede eſt une des plus importantes découvertes qui aïent été faites dans la Médecine ; & ce qui eſt d'heureux, eſt qu'il eſt des plus benin, ne conſiſtant qu'en une Ptiſanne qui n'a point de dégoût, dont on commencera à reſſentir beaucoup de ſoulagement pour le plûtard dans dix jours, & ſon entier éfet dans cinquante : elle eſt non ſeulement propre à guérir parfaitement les Perſonnes poumoniques, mais elle empêche qu'on ne le devienne.

## *DE LA CONNOISSANCE de l'infirmité des Personnes poumoniques, & de la qualité de son Remede.*

OUTRE que l'on n'a point retenu la mémoire d'aucune personne qui ait entrepris de guérir les Poumoniques, c'est en vain encore qu'on cherche à les guérir, en prolongeant leur vie par des Remedes de conjectures ou d'épreuve seulement, si l'on ne reconnoit le véritable; car s'ils ont tant soit peu d'action sur les Poumons, il faut nécessairement qu'ils hâtent leur entier détriment, s'ils ne leur operent la guériſon, puiſqu'en cette matiere il n'y a point de Remede indiférent ; car s'il ne fait que purger, & déterger le Poumon de tout ce qu'il y a d'excrémenteux qui le corrode ou le petrifie, il afoiblit une partie qui ne peche que pour avoir été conſtituée trop foible dans les uns ; ainſi il tombe dans la ſécheresſe & l'inanition, n'aïant pû avoir aſſez de force pour ateindre à cette eſpece de maturité néceſſaire aux parties intérieures, pour ſe conſerver puis après dans leur vigueur & parfaitement ſaines, juſqu'à l'entiere défaillance de nature dans la caducité ; ou dans les autres, pour être dans ce défaut par des accidens qui l'afectent jusqu'à ce point : Mais le secret du ménagement & le point de la dificulté, est de donner de la force & de l'acroissement au Poumon, en même tems qu'il perd une subsistance, qui quoi que mauvaise & le devore insensiblement, ou le pourit, ne laisse pas pour le present que de le soûtenir; de même qu'une nouriture, quoi que capable de corrompre les humeurs & la masse du sang, ne laisse pas que de soûtenir le corps jusqu'à sa derniere ruine. Ainsi tout Remede, excepté le véritable, au sujet du Poumon, s'il agit véritablement sur lui, précipite sa perte, au lieu de le pouvoir seulelement entretenir dans ſon même état ; & la preuve que l'on ne s'adonne pas à la véritable connoiſſance de cette infirmité de nature, afin de la ſavoir rectifier & reparer ; & que n'étant point un mal ſubit ni promt dans ſes progrès, que par ce qui peut accelerer les faux Remedes, on ne peut jamais être ſurpris ni empêché de guérir un Poumonique par le défaut du tems pour le Remede, comme preſque dans toutes les maladies dont l'on voit mourir ordinairement, qui ne ſupoſent pas toûjours l'incapacité du Médecin à n'avoir ſçû les connoître ; ainſi tel défaut de nature ne peut être que toûjours reparé

paré de celui qui en connoit parfaitement le Remede : Et cependant on en voit tant mourir entre les mains de ceux qui la traitent, ce qui prouve qu'ils n'en possedent nullement le véritable Remede. Il est vrai que les Médecins qui nous ont précedé tant seulement de cinquante ans, sont excusables de ne nous avoir pas laissé de bons Ecrits là-dessus, ou de ne savoir pas même qu'ils aïent gueres travaillé en ce genre de Cure; parce qu'outre que le bon régime de vie qu'ils faisoient tenir du tems qu'ils étoient plus suivis qu'à present, y étoit d'un continuel préservatif, aussi-bien que pour toutes sortes de maux ;

Il y avoit infiniment moins de Poumoniques en ce tems-là qu'à present ; car ce défaillement de Poumons vient principalement des mœurs & des usages des Païs, pour le tems des mariages & convenances des personnes mariées. Car après avoir dit que la dissolution des mœurs, qui est devenuë depuis un demi siécle si éfrenée, afecte tout-à-fait les Poumons, en s'épuisant dans la débauche des Femmes, & s'extenuent & brûlent par celle de Boisson, qui devore les esprits vitaux & l'humeur radicale, pour avoir trop d'esprits elle-même. On sçaura donc que tout cela fait beaucoup d'enfans, pour mourir bientôt après leur naiſſance, ou vivre dans les ſoûfrances juſqu'au tems de la fleur de l'âge pour le plûtard : Et pour marquer encore que ce qui afoiblit, comme les débauches, contribuë beaucoup au détriment du Poumon, il ne faut que conſiderer que les Femmes en ſont plus afectées que les hommes, & meurent plus jeunes, parce que les écoulemens par leſquels elles ſe purgent tous les mois, contribuent beaucoup à accelerer leur entiere foibleſſe & défaillement de Poumons ; car preſque tous les Enfans qui naiſſent d'un Pere ou d'une Mere poumoniques, le ſont auſſi ; & quoi qu'il n'y ait que le Pere qui le ſoit, à la vérité l'aîné en eſt moins que tous les autres; parce qu'outre que le Poumon a plus ou moins de force à meſure qu'il ſe gâte, la groſſeſſe & acouchement de la Mere, ſi le mal vient de ſon côté, la ruine preſque tout à fait; car les groſſeſſes ſont infailliblement mortelles aux Perſonnes poumoniques, parce qu'elles épuiſent leur ſubſtance: Et en tous ces défauts de nature, l'uſage de ma Ptiſanne eſt grandement néceſſaire.

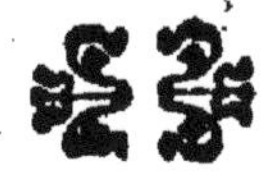

## *DES CAUSES QUI EN font devenir ceux qui n'avoient point été formez dans aucune disposition à l'être.*

J'AI déja sufisamment prouvé que l'excès des Femmes & des Boissons fortes dépravent beaucoup les Poumons ; & assez traité de ceux qui sont pour naître Poumoniques, ou avec quelqu'autre sorte d'infirmité, par ce que leur pere & mere ont de péquant en eux, pour n'être besoin d'en dire davantage ; mais de plus, l'on sçaura qu'il arrive souvent dans le cours de l'année, & sur tout dans hiver, que l'inconſtance de l'hiver & des ſaiſons cauſe de grands & frequens rhumes ſur la poitrine, qui ſont très-dangereux, y faiſans le même efet que certaine roſée qui tombe ſur l'épi encore en fleur, où le grain eſt encore en lait, qui le brûle, ſe convertiſſant en matiere goumeuſe & glutineuſe; & il faut bien ſe garder alors de violenter les Poumons en touſſant ou faiſant des eforts; car ils s'ébranlent & ſe déchirent quelquefois : La pâle couleur auſſi trop inveterée, ruine toûjours le Poumon, ſoit parce qu'il s'y fait une obſtruction d'abondance de matiere, qui s'y répand & le grave ; qu'à la fin, cette matiere s'y corrompant, ou s'y fomentant, comme un levain, se tourne en malignité, qui lui devient comme un poison : Et c'est en tous ces accidens encore, que ma Prisanne est d'un grand préservatif ; comme aussi, peut fort bien entraîner ce levain qui nous reste, lorsqu'il n'a point eu son éfervescence dans nôtre premier âge de l'impureté de nature, qui se purge par l'expulsion de toutes ces ordures, que l'on apelle Petite-vérole, sans le fomenter, jusqu'à ce qu'il trouve les humeurs & les matieres disposées à être fomentées par sa malignité, car sur tout, le propre de ce Remede est d'être fort modatif.

## DE LA CONNOISSANCE *de ceux qui ſont actuellement Poumoniques.*

LES Poumoniques ſont rarement ataquez par une fiévre forte & violente ; mais ils ont toûjours dans la maſſe du ſang une petite fiévre qui ne les quite jamais, que l'on apelle lente, ou femelle en Italie, ce qui les fait ſi fort vivre en langueur ; la cauſe de cette fiévre provient de ce que le Foïe & le Poumon étant gâtez, ils font pecher le ſang en ſa qualité, le fomentans comme d'une eſpece de levain, qu'eſt la malignité qui corrode le

Poumon ; ils ont de la peine de reſter long-tems à deux genoux à terre, ſans ſentir des étourdiſſemens de tête, qui les font tomber preſque en défaillance : la toux ſéche, le crachement de ſang, la ſoif inſuportable, la perte d'apetit, & la palpitation de cœur, tout cela ſont des marques certaines d'être Poumoniques : ils ſont ſouvent triſtes & aſſoupis, ſommeillent à tous momens, ſur tout dès qu'ils ſont aſſis, cette ſituation leur convenant plus que couchez, comme plus aiſée à la reſpiration ; & dès qu'ils marchent quelque-tems, les jambes leur font mal, & quand ils montent quelque eſcalier un peu haut, ils ſont toûjours essouflez & ont de la peine à respirer, tout de même que les Asmatiques; parce que n'aïans pas de vigueur en leurs Poumons, que l'on sçait être comme des aîles qui nous donnent un interieur sursaut, & leur mouvement tendant toûjours à l'élevation, la masse du corps en devient plus pesante sur les jambes, ce que l'on éprouve par la diférence qu'il y a par la legereté du corps en voïage à pied, ou lors qu'on a apetit, & encore plus lors que l'on s'est sufisamment substanté; & quant à l'essoûflement pour monter, on connoit fort bien que le mouvement de l'estomach y agissant beaucoup, comme pour se pousser toûjours en avant, & faisant éfort en sursaut pour élever le poids du corps pour monter d'un degré à un autre, cela altere beaucoup la respiration, & soûfrant & s'échaufant en elle-même, elle provoque l'essoûflement: ils ont souvent des envies de manger des choses diférentes du goût d'une personne qui se porte bien, comme des petits brins de plâtre, du sel creux, de la cendre, des petits brins de charbon, de la terre, & autre chose; & que lors qu'il veut pleuvoir & que la terre sent, ils se plaisent & aiment beaucoup à humer cette senteur; & tout cela, parce que de l'al'acrimonie de tout ce qui y cause ce qu'il a des visqueux, il s'y fait un sel qui s'y petrifie souvent, comme ces petites graves qui se trouvent dans les éponges, qui leur fait apeter toutes sortes de choses les plus insipides ; comme trouvans toûjours une saveur en tout, par le moïen de ce sel qui ouvre & fomente leur apetit, & altere leur salive, & leur fait tout apeter avec apetit, sur tout ce qu'ils ne peuvent que ronger & manger en parcelles, comme ne chargeans pas leur estomach par la quantité, car c'est ce qu'ils suportent avec le plus de peine ; c'est pourquoi ils ne peuvent pas beaucoup manger, comme travaillans le Poumon par la digestion; au lieu que les autres choses qu'ils mangent, qui ne peuvent pas se changer en substance & matiere, ne travaillent nullement la digestion, comme n'y pouvant avoir aucune action; ainsi descendent & se vuident de même qu'elles sont entrées.

## *DE LEURS MARQUES interieures pour se connoître eux-mêmes ; & de celles qui leur sont exterieures, pour en être connus par ceux qui les observent.*

J'AJOUTERAI encore ausdites marques interieures qu'ils peuvent avoir de leur mal, celle de la douleur secrette & interieure qu'ils ressentent entre les deux épaules lors que le tems change & se dispose à la pluïe, comme aussi de démangeaisons aux jouës ; & pour les exterieures, elles consistent à avoir de legeres rougeurs qui leur viennent au viſage, qui ne ſont pas ordinaires, & qui ne leur durent pas vingt-quatre heures de ſuite ; d'autres ont des rougeurs qui ſont répanduës par toute la jouë, & dont la couleur devroit ſe perdre un peu vers les extrêmitez, ſi elle étoit bonne, comme pour s'unir plus imperceptiblement au reſte du coloris moderé du viſage ; mais elles ſont comme foüetées & partagées, même laiſſant comme du vuide entr'elles, où il y a du blanc, tout comme ſi la jouë avoit été ſoûfletée ; à d'autres, la rougeur ne leur monte qu'à demie jouë, commençant depuis la machoire inferieure ; d'autres qui ont comme pâleur de cire, &

leur rend le visage & le corps comme si c'étoit de la cire, & leur ôte la vivacité des yeux ; les rendant mornes & opaques : les épaules étroites & l'estomach plat, est une marque & mauvaise capacité à contenir des Poumons à leur aise, ou assez vaste pour parvenir au degré de force & de substance pour faire continuellement leurs fonctions jusqu'à l'entiere inanition de nature dans tout le reste du corps : Vous connoîtrez encore beaucoup un Poumonique à la bouche, il l'a comme retirée en dedans, ou du moins il vous laisse connoître qu'une secrete violence l'y atire, parce qu'un Poumon soûfrant à lui-même, gêne l'organe du gosier, & tous les tendons & fibres qui y ont raport. Il ne reste qu'à dire que les Pleuresies le sont aussi, pource que la respiration en ces gens-là ne peut fournir à cette grande élation, dont elle a besoin pour donner soulagement à la douleur du Patient, & pour contribuer au soulagement du mal même, & s'unir aux operations qui lui moïennent la guérison, ce qui fait tomber tout à coup le Poumon dans la défaillance & l'opression, & on meurt comme étoufé.

## *DE LA QUALITÉ & éfet de la Ptisanne spécifique.*

ON a remarqué que dès le commencement j'ai avancé que tous Remedes, autres que le véritable, nuisent plûtôt que d'entretenir même un Poumonique dans le même état ; car si nous entrons dans le détail des Remedes que l'on leur donne, nous trouverons que les uns ne font qu'afoiblir & amolir le Cœur, le Foïe & le Poumon, qui sont les principales parties où les Poumoniques sont ataquez, au lieu de les nétoïer, fortifier &

réjoüir ; les autres n'étans pas du tout convenables aux Poumoniques, ni propres à fortifier le Cœur & netoïer le Foïe, ni à renouveller le Poumon gâté & ulceré, ne servent qu'à détenir le malade dans une grande langueur jusqu'à la mort : C'est pourquoi, pour trouver ce qui leur étoit convenable, j'ai recherché un Remede qui eût les qualitez défaillantes aux susdites ; c'est-à-dire, qui entretient le Cœur, le Foïe & le Poumon toûjours libres & nets de toutes sortes d'humeurs épaisses & gluantes qui sufoquent lesdites parties, les fortifie & les réjoüit, nétoïe le Foïe, renouvelle & purifie le Poumon

mon de pouritures, des amas & petits abcès dont il peut être farci ; & dissipe en peu de tems tout rhume qui tombe sur la poitrine, provenant de l'abondance de la pituite excrementeuse qui découle du cerveau ; guerit les Asmatiques ; apaise les vapeurs qui montent à la tête, qui causent souvent de très-grands étourdissemens lors qu'on s'y atend le moins, rétablit la santé & embonpoint, & resleurit le visage, étant d'un grand préservatif contre la mort subite, aussi-bien qu'à devenir Poumonique, pourvû qu'on use de la Prisanne spécifique de tems en tems : car ce qu'il y a d'heureux, est que quoi que ce ſoit une des principales parties intérieures du corps, puiſqu'il contribuë à ſa principale action & la contient en ſoi, & qu'il n'y en a point qui tire plus à conſequence, ſi elle eſt négligée dans ſon infirmité ; il n'y en a pourtant point que l'on puiſſe traiter avec plus d'eſperance de bon ſuccès, puiſque l'on voit qu'un Poumon peut être bien guéri d'un coup d'épée, ce qui montre que cette partie porte d'elle-même beaucoup d'aide pour operer ſa reſtauration.

# USAGE
## DE LA
# PTISANNE
## SPECIFIQUE.

CE Remede conſiſte en une Ptiſanne ſpécifique de ma compoſition, qui n'a point de dégoût, n'étant qu'un extrait de ce qu'il y a de plus exquis dans la connoiſſançe des Simples, dont on commencera à reſſentir beaucoup de ſoulagement pour le plûtard dans dix jours, & ſon entier éfet dans cinquante ; & qui n'empêche point de manger ce qui convient à ſon goût, pourvû qu'il ſoit de bonne nouriture, ni d'agir, ſe promener, ſe divertir à ſon ordinaire, même de travailler, pourvû que ce ne ſoit point juſqu'à ſe laſſer : il ſufit d'en boire quatre petits verres par jour ; Sçavoir, un verre le matin à ſon lever, un verre une heure avant dîner, un verre une heure avant ſouper, & un verre quand on ſe couche ; on la boit ſans la faire rafraîchir ni chaufer. J'avertis que je ne traite point ceux qui auront quelqu'autre mal avec le ſuſdit, qui afecte quelque partie noble du corps, ne voulant haſarder la réputation de mon Remede ſur un ſuccès incertain de la guériſon.

*F I N.*

www.ingramcontent.com/pod-product-compliance
Ingram Content Group UK Ltd.
Pitfield, Milton Keynes, MK11 3LW, UK
UKHW020217180726
13838UKWH00005B/2049